BEI GRIN MACHT SICH IHR WISSEN BEZAHLT

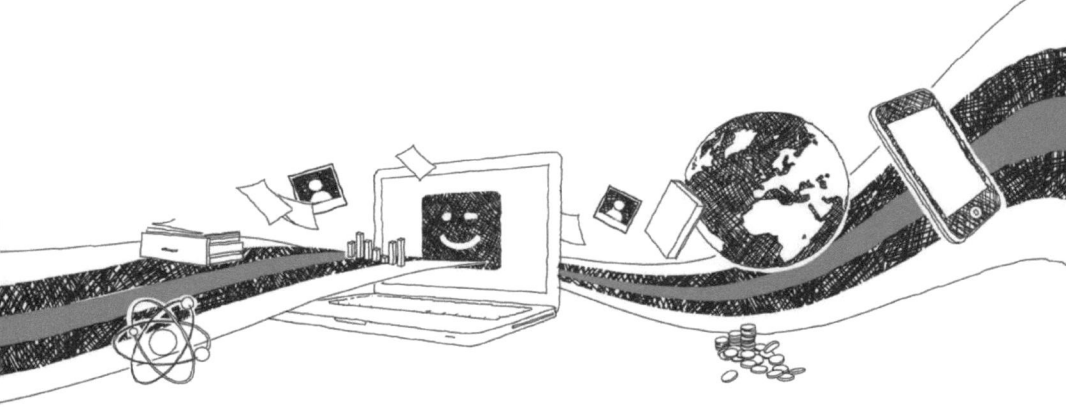

- Wir veröffentlichen Ihre Hausarbeit,
  Bachelor- und Masterarbeit

- Ihr eigenes eBook und Buch -
  weltweit in allen wichtigen Shops

- Verdienen Sie an jedem Verkauf

Jetzt bei www.GRIN.com hochladen und kostenlos publizieren

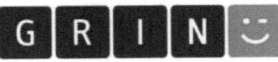

Alternative Behandlungen von Alzheimer. Ein Vergleich zwischen Musiktherapie und der oralen Gabe von Cannabinoiden

Janine Staas-Scheffer

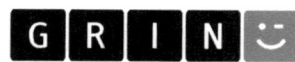

Bibliografische Information der Deutschen Nationalbibliothek:

Die Deutsche Nationalbibliothek verzeichnet diese Publikation in der Deutschen Nationalbibliografie; detaillierte bibliografische Daten sind im Internet über http://dnb.d-nb.de abrufbar.

ISBN: 9783346210685
Dieses Buch ist auch als E-Book erhältlich.

Fachhochschule Bielefeld

Fachbereich Wirtschaft und Gesundheit

Lehreinheit Pflege und Gesundheit

H A U S A R B E I T

im Rahmen der Lehrveranstaltung

Fachbezogene Forschung und evidenz-basierte Praxis in

der Pflege

Alternative Behandlungen von Alzheimer:

Ein Vergleich zwischen Musiktherapie

und der oralen Gabe von Cannabinoiden

Janine Staas-Scheffer

Alternative Behandlungen von Alzheimer: Ein Vergleich zwischen Musiktherapie und der oralen Gabe von Cannabinoiden

Abstract

Fragestellung

Die vorliegende Hausarbeit beschäftigt sich mit dem Vergleich zweier Therapieansätze für Personen mit Alzheimer. Zum einen der musikalischen Therapie und zum anderen der Therapie über die Gabe von Cannabinoiden, wie Tetrahydrocannabinol oder Dronabinol. Ziel ist es herauszuarbeiten, welche der beiden Therapieformen die Symptomatik den nächtlichen Agitiertheit, Unruhe, Aggression und kognitive Fähigkeiten positiv beeinflussen kann. Dies meint auch das Steigern von Wohlbefinden und Lebensqualität und das Verhindern bzw. das Vorbeugen eines Fortschreitens der dementiellen Symptome.

Methode

Zum Beantworten dieser Frage wurde die Methode des evidence-based Nursing angewendet. Die Datenbank Pub-Med wurde im Februar 2017 durchsucht um geeignete Literatur ausfindig zu machen. Es wurden randomisierte kontrollierte Studien, eine systematische Metaanalyse und eine offene Pilotstudie ausgewählt.

Ergebnisse

Die Studien und Arbeiten wurden, mit Hilfe von Beurteilungsbögen, kritisch in ihrer Glaubwürdigkeit eingeschätzt. Alle involvierten RCT`s haben eine hohe Anfälligkeit für Verzerrungen. Durch die kleinen Stichproben der RCT`s und die Heterogenität der Metaanalyse liegt nur eine limitierte Glaubwürdigkeit vor.

Schlussfolgerung.

Da bei oraler Gabe von Cannabinoiden bisher keine negativen Effekte vermerkt sind, sollte sie bei Patientinnen und Patienten mit nächtlicher Unruhe angewendet werden. Ebenso verhält es sich mit der Musiktherapie. Da hier in einigen RCT`s positive Ergebnisse vorliegen. Gerade die Musiktherapie stellt eine kostengünstige Intervention dar, um bei Patientinnen und Patienten mit dementiellen Veränderungen eventuell Symptomerleichterung zu erzielen und das Fortschreiten gerade der kognitiven Verluste zu vermeiden.

Alternative Behandlungen von Alzheimer: Ein Vergleich zwischen Musiktherapie und der oralen Gabe von Cannabinoiden

Inhaltsverzeichnis

Tabellenverzeichnisverzeichnis

Abkürzungsverzeichnis

A ß	Amyloid-ß
BMG	Bundesministerium für Gesundheit
DGN	Deutsche Gesellschaft für Neurologie
GRADE	Grading of Recomodations Assessment Development of Evaluattion
NLM	National Libarary of Medicine
NPI	Neuropsychatrisches Inventar
MCD	mild cognitive impairment
MMM	Music Mind ans Movement
MMSE	Mini-Mental State Examination
RCT`s	Randomized Controlled Trials
TA	Telomereaktivität
THC	Tetrahydrocannabinol
TL	Telomerelänge

Alternative Behandlungen von Alzheimer: Ein Vergleich zwischen Musiktherapie und der oralen Gabe von Cannabinoiden

1. Einleitung

Demenz ist eine häufige chronische Erkrankung, die vor allem ältere Erwachsene betrifft und durch einen fortschreitenden Rückgang der kognitiven und funktionellen Fähigkeiten gekennzeichnet ist (Bundesministerium für Gesundheit, 2020, o.S.). Schätzungen zufolge lebten 2016 weltweit 47 Millionen Menschen mit Demenz, und es wird prognostiziert, dass die Zahl auf Grund der verbesserten medizinische Versorgung, der höheren Lebenserwartung, den stetig gesunkenen Geburtenraten und dem hohen Bevölkerungsanteil alter Menschen in den nächsten Jahrzehnten weiter ansteigen wird. Auf über 131 Millionen im Jahr 2050 (Bickel H. 2018, S.1ff.). Die Alzheimer-Krankheit beginnt langsam fortschreitend mit einer Merkschwäche und erschwerter Wortfindung, dem Verlegen von Gegenständen, dem Vergessen von Namen und das Nachlassen des Kurzzeitgedächtnisses kennzeichnen diese Phase. Schreitet die Krankheit weiter fort wird der Abbau der kognitiven Fähigkeiten immer deutlicher. Der Umgang mit Geld, das Zurechtfinden in fremder Umgebung, das Einkaufen wird schwieriger. Später treten Orientierungsstörungen auf, sich in der gewohnten Umgebung zurecht zu finden, Schwierigkeiten die Körperpflege selbst und angemessen durchzuführen, die Aufnahme von Nahrung oder die Benutzung der Toilette werden zum Problem (Sifton, 2011, S.144ff) Gebrauchsgegenstände verlieren ihre Bedeutung und können oft nicht mehr benannt werden und nicht adäquat genutzt werden. Im weiteren Verlauf ist der Mensch mit der Alzheimer-Krankheit vollständig auf Hilfe anderer angewiesen. Reizbarkeit, Unruhe, Getriebenheit, Angstzuständen, Depressionen und/oder Schlafstörungen werden zu alltäglichen Problem (Sifton, 2011, S.144ff). „Schwere Schlafstörungen sind ein Hauptgrund für die Heimunterbringung von Patienten mit einer senilen Demenz, da die Betreuung der Patienten, die nachts verwirrt umherlaufen, im häuslichen Umfeld zumeist nicht möglich ist" (Sifton, 2011, S.144ff). Es kommt zum Zerfall der Sprache, der Sprechfähigkeit und Sprachverständnisses. Ebenso sind die Stuhl- und Harninkontinenz später häufig. Neurologischen Störungen wie ein kleinschrittiger Gang ‚Koordinationsstörungen, Bewegungsautomatismen und/oder Rigor und Tremor gehören zum Krankheitsbild (Sifton, 2011, S.144ff). Im Durchschnitt liegt die Dauer der Krankheit bei sieben Jahren. Diese zeitliche Spanne variiert in Abhängigkeit der Lebensumstände des

Einzelnen. Es kommt unter anderem auf die Qualität der Pflege und Versorgung an. Die Krankheit endet mit dem Tod. Die medizinische Behandlung für Demenz ist begrenzt und Medikamente haben oft nur einen bescheidenen Nutzen für die Symptome (Sifton, 2011, S.144ff). Bei Patienten mit Demenz treten oft gleichzeitig Verhaltens- und psychologische Symptome wie zum Beispiel Unruhe, Aggression, Psychose und Rhythmusstörungen auf. Diese Symptome führen zu einer erheblichen Belastung der Betreuer und Patienten (Fischer, 2013, o.S.). Der Einsatz von diversen Medikamenten bei Demenz ist häufig mit schwerwiegenden Nebenwirkungen verbunden, darunter ein erhöhtes Risiko für zerebrovaskuläre Nebenwirkungen (DGN, 2016,S.70). Dies macht es notwendig alternative Behandlungsansätze zu identifizieren. Wirksame therapeutische Interventionen sind wichtig bei der Betreuung und Pflege von Personen mit Alzheimer und allen Bezugspersonen (DGN, 2016,S.74). Diese Arbeit untersucht den Nutzen der Musiktherapie und der Therapie durch die Gabe von oralen Cannabinoiden für die Praxis. Hier werden die Schritte der evidenz-basierten Pflege nach Behrens und Langer (2004, S.17f.) angewendet. Die Fragestellung wurde durch die Hilfe des PIKE-Schemas entwickelt. Die Literatur wurde sorgfältig recherchiert und für eine Empfehlung für die Praxis genutzt. Abschließend folgt eine Diskussion und das Fazit über Ergebnisse und Methoden.

2. Problemhintergrund

Wie in der Einleitung (s. Kapitel 1) beschrieben, sind Medikamente für die Behandlung von Alzheimer-Patienten, nicht immer das Mittel der Wahl und ebenso nicht die einzige Möglichkeit der Behandlung. Die Musik wird als nicht-medikamentöse Behandlung bei Menschen mit Alzheimer zur Beeinflussung von Kognition, Stimmung, Identität, Schlafrhythmus oder motorischer Fließfähigkeit genutzt (Brancatisano, 2019, o.S).

Hilfreich ist hier das Nutzen der Kombination von Musik und Bewegung (Moussard, 2017, o.S.). Musik ist als Medium immer zugänglich und das musikalische Gedächtnis bleibt oft bis in die letzte Phase von Alzheimer-Patienten erhalten. Musik kann Prozesse auf nicht-musikalische Funktionen anregen, zum Beispiel das autobiographischen Gedächtnisses ermöglichen oder Bewegungsmuster. In vielen Fällen ist es möglich Neues zu lernen und die Wiedergewinnung von Bewegung und kognitiven Fähigkeiten zu unterstützen

Alternative Behandlungen von Alzheimer: Ein Vergleich zwischen Musiktherapie und der oralen Gabe von Cannabinoiden

(Brancatisano, 2019, o.S). Ebenso wurde die Gabe von Cannabinoiden, für die Behandlung von Alzheimer untersucht. Sie wirken auf die CB1-Rezeptoren vorwiegend im Hippocampus, Basangalien und im Kleinhirn. Auch im peripheren Nervensystem sind CB2 Rezeptoren vorzufinden (Markovic, 2017. o.S.). Cannabinoiden wird nachgesagt, dass die therapeutische Gabe möglicherweise das Fortschreiten der Krankheit, den Verlust der kognitiven Funktionen, der Kontrolle über die Motorik und das Beheben von Schmerzen beeinflussen kann (Markovic, 2017. o.S.). Die Fragestellung die sich daraus für diese Hausarbeit entwickelte, lautet:

Hat Musiktherapie im Vergleich zur Gabe von Cannabinoiden einen positiveren Effekt auf kognitiven Fähigkeiten und die nächtliche Unruhe?

2.1 Die Fragestellung

Im Folgenden wird die Fragestellung anhand des PIKE- Schemas dargestellt und erläutert.

Tabelle 1: PIKE- Schema

Pflegebedürftiger	Intervention	Kontrollintervention	Ergebnismaß
Patienten mit einer diagnostizierten dementiellen Erkrankung mit auffälligem Verhalten, kognitiver Einschränkung, nächtlicher Unruhe	1. Gesten lernen mit Musik oder Metronom	Gesunde Erwachsene	Videobeobachtung , Wilcoxon-Test
	2. Musiktherapie über Klang, Bewegung und soziale Aktivitäten	Standardbehandlung(Basteln etc.)	Addenbrokes cognitive examination III
	3. Meditation mit Mantra	Klassische Musik	Plasma und Blutkontrollen NPI
	4.orale Gabe von Dronabinol 1 mal tägl. 2,5 mg	keine	NPI
	5. orale Gabe von THC 3 mal täglich. 1,5 mg	Placebo	NPI
	6. Review	keine	GRADE

Die Patienten in der vorgestellten Fragestellung sind an Demenz, Alzheimer oder Mild Cognitive Impairment erkrankt und erhalten eine Musik-Therapie oder die Gabe von oralen Cannabinoiden. Die orale Gabe wird mit den Medikamenten Dronabinol oder THC durchgeführt. Die Musik-Therapie geschieht in der ersten Studie in Form von einfachem Hören von Musik, in mit Begleitung von Gesten, Bewegungen, Texten und sozialen Aktivitäten. Die Kontrollintervention, welche im Vergleich angewendet wird, ist die im Bezug auf die Musiktherapie zum einen der Vergleich zu gesunden Erwachsenen oder die Durchführung von Standardbehandlungen wie sportliche Betätigung, Diskussionen oder Basteln. Eine Studie nutzt die Gegenüberstellung eine Meditation mit einem Mantra als Kontrollgruppe zur Musiktherapie. Des weiteren wird in den Kontrollgruppen die Gabe von Placebos genutzt. Ob durch die Interventionen ein positives Ergebnis erzielt wird, wird mit dem Wilcoxon-Test in der ersten Studie getestet. Der Addenbrokes cognitve examination test wird in der zweiten Studie genutzt um den Verlauf der Beeinträchtigung zwischen den Basisdaten zu Beginn und den Messungen innerhalb und nach der Intervention darzustellen. Der Schweregrad der Erkrankung und dessen Veränderung nach Ablauf der Intervention wird in der dritten, vierten und fünften Studie genutzt. Zusätzlich werden Veränderungen der TL, TA, und Aß durch die Untersuchung von Blut und Plasma getestet. Die Übersichtsarbeit wird über das Grading of Recimodations Assessment Development of Evaluation ausgewertet. Die Beurteilung des neuro-psychatrischen Inventars, Plasma und Blut sollten nicht zu einem einzigen Zeitpunkt erfolgen, sondern sollten zu mehreren Zeitpunkten des Krankenhausaufenthalts geschehen. Alle Tests bieten ähnliche Kriterien um die Veränderungen der Symptomatik zu erkennen (Innes, 2019,o.S.).

3.Methodisches Vorgehen

Um geeignete Literatur ausfindig zu machen, wurde sich auf die Suche in online Datenbanken konzentriert. Zunächst wurde über die Benutzeroberfläche Pub-Med der U.S. National Library of Medicine (NLM) nach Literatur recherchiert. In der Suchzeile wurden anfangs die Begriffe ‚alzheimer' und ‚music ' eingefügt und durch den logischen Operator ‚AND' verknüpft. Die Suche ergab 824 Treffer. Daraufhin wurden die Schlüsselbegriffe ‚alzheimer' und ‚music' mit dem Begriff ‚Full Text' auf 149 reduziert. Nun wurde in der

Alternative Behandlungen von Alzheimer: Ein Vergleich zwischen Musiktherapie und der oralen Gabe von Cannabinoiden

Suchzeile die Begriffe ‚alzheimer' und ‚cannabinoide eingefügt und mit dem logischen Operator ‚AND' verknüpft. Die Suche ergab 1488 Treffer. Daraufhin wurden die Schlüsselbegriffe ‚alzheimer' und „cannabinoide' mit dem Begriff ‚Fulltext' auf 115 reduziert.Tabelle 2 und Tabelle 3 stellt die Suche zusammengefasst dar. Weitere Ausschlusskriterien werden im Laufe des Kapitels aufgeführt.

Tabelle 2: Suchprotokoll Pub Med

Suche	Begriffe	Einschränkungen	Treffer
#1	Alzheimer and music therapy		824
#2	#1	Fulltext	149

Tabelle 3: Suchprotokoll PubMed

Suche	Begriffe	Einschränkungen	Treffer
#1	Alzheimer and cannabinoide		1488
#2	#1	Fulltext	115

In einem anschließenden Schritt wurden Studien durch Lesen der Titel und Abstracts ausgeschlossen. Ausgeschlossene Studien waren nicht auf Englisch oder Deutsch verfasst, waren weder RCT`s noch Übersichtsarbeiten. Zudem wurden Studien ausgeschlossen, in denen nicht der Schweregrad oder die Diagnose vorhanden waren, bei denen bei denen Patientinnen und Patienten zwar an kognitiven Störungen litten aber hier keine ärztliche Untersuchung dieses durch die Diagnose Alzheimer, Demenz oder MCI angehörte. Durch dieses Verfahren, wurden eine Übersichtsarbeit, fünf RCT`s und eine Pilotstudie zur Beantwortung der Fragestellung dieser Hausarbeit herausgefiltert. In dem folgenden Kapitel werden diese Ergebnisse vorgestellt und bewertet. Zusätzliche Beschreibung der Studien Musiktherapie 1 und 2.

4.Ergebnisse

Die sechs vorliegenden Arbeiten werden im Folgenden dargestellt und mit Hilfe von Beurteilungsbögen der Universität Halle beurteilt. Zusätzlich wurde eine Empfehlung für die Praxis verfasst.

4.1 Ergebnisdarstellung

1.Studie zur Musik-Therapie

Die RCT Studie „ Music as a Mnemonic to learn Gesture Sequences in Normal Aging and Alzheimer`s Disease" von Moussard et al. wurde in Canada durchgeführt und im Mai 2014 veröffentlicht. Sie untersuchte die positiven Auswirkungen von Musik auf das Gedächtnis bei gesunden und älteren Erwachsenen und Erwachsenen mit Alzheimer (Moussard et al., 2014, o.S.). Die Studie wurde mit dem Hintergrund durchgeführt, dass Musik einen starken Einfluss auf das Gedächtnis hat. Sie soll in dieser Intervention helfen motorische Abläufe zu erlernen. Acht Teilnehmer wurden von der Alzheimer Society of Montreal rekrutiert. Diese Teilnehmer hatten die feste Diagnose Alzheimer. Die Teilnehmer erfüllten die Forschungskriterien der NNCDS ADRDA und die Kriterien der DSMV für Demenz vom AH-Typ. Als Kontrollgruppe dienten 7 gesunde Erwachsene. Alle Teilnehmer waren im Durchschnitt 77,8 Jahre und keine Musiker (Moussard et al., 2014, o.S.).

Die Ausschlusskriterien der Teilnehmer waren die Vorgeschichte zu psychischen oder neurologischen Störungen, das Vorhandensein von zerebral-vaskulären Erkrankungen, Hörschäden, Alkoholismus, Legasthenie, Depressionen sowie starke Einschränkungen im verbalen Gedächtnis und der auditiven Aufmerksamkeit. Das Programm wurde bei allen Probanden zu Hause und immer zur gleichen Stunde durchgeführt (Moussard et al., 2014, o.S.). Die Teilnehmer lernten 4 verschiedene Sätze von 10 Gesten mit den Armen,

Beinen und dem Oberkörper. Die vier Sequenzen wurden in vier Sitzungen a 15 Minuten im Abstand von einer Woche geübt und mit einer Kamera gefilmt (Moussard et al., 2014, o.S.). Ein Durchgang der Gesten wurde vor der Intervention durchgeführt, um Gesten, die zu schwer sind auszutauschen. Die genauere Darstellung des Vorgangs des Gestenlernens findet sich im Anhang. Das Ergebnis der Auswertung ergab, dass die musikalische Untermalung bei der Kontrollgruppe keinen Einfluss auf die Leistung hatte. Jedoch bei den sieben Personen mit Alzheimer. Das Synchronisieren half der Kontrollgruppe, beeinträchtigte aber die Teilnehmer mit Alzheimer. Das zweite Beobachten der Gestenabfolge und die Verknüpfung von Text und Melodie führt zu einer stärkeren Merkfähigkeit. Die Leistungen beider Gruppen bei Metronom ohne Synchrones vollführen der Gesten mit dem Experimentator hatte die schlechtesten Ergebnisse. Es gab einen signifikanten Kontrast zwischen Metronom und Musik ohne synchroner Gestenabfolge in der Teilnehmergruppe der Personen mit Alzheimer. Der Vorteil lag in der Musik ohne synchrone Gesten gegenüber dem Metronom. Der P-Wert lag bei 0,05 (Moussard et al., 2014, o.S.). Die Ergebnisse zeigen, dass Musik alleine, die kognitive Leistung von Patienten mit Alzheimer steigern kann. Es könnten Gesten gelernt werden, die für den Alltag nutzbar sind. Zum Beispiel das Erlernen von Serien für das Bedienen der Kaffeemaschine, Wäsche machen, DVD- Player, gefrorenes Essen in Mikrowelle oder den DVD-Player bedienen (Moussard et al., 2014, o.S.). Die Stichprobe war sehr klein gewählt, so dass weitere Studien nötig sind um ein allgemeines Ergebnis erreichen zu können. Die Glaubwürdigkeit dieser RCT ist aufgrund wahrscheinlicher Verzerrungen limitiert. Sie wird der Evidenz-stufe 2b nach Behrens und Langer (2004, S. 108) zugeordnet und hat somit eine niedrige Güte für eine RCT.

Studie 2 zur Musik-Therapie

Die Studie „A music,mind and movement Programm" ist eine prospektive Kohortenstudie. Sie wurde durchgeführt von Brancatismo et al. in Brazilien und 2019 veröffentlicht. Basis sind die sieben Fähigkeiten der Musik. Dargestellt in Abbildung 1 (Anhang). Diese sollen positiv Einfluss auf die Kognition, Stimmung, Identität und motorische Fließfähigkeit nehmen. Es wurden 20 Personen mit leichter bis mittelschwerer Demenz rekrutiert.

Die Einschlusskriterien waren, das Sprechen von fließendem Englisch, keine schweren psychiatrischen Störungen und keine Hör-und Sprachbehinderung. Die Intervention umfasst sieben mal 45 Minuten in wöchentliche Gruppensitzung und individuell jedes Mal 15- Booster Sitzung für jeden Teilnehmer. Die Booster- Sitzungen beinhalten Fragen zur

Alternative Behandlungen von Alzheimer: Ein Vergleich zwischen Musiktherapie und der oralen Gabe von Cannabinoiden

Sitzung. Ob sie den Teilnehmern gefallen hat und ob sie sie genossen haben. Zusätzlich werden zwei Aktivitäten zur Auffrischung durchgeführt (Brancatismo O.,2019,o.S.). Die Gruppe 1 mit n:8 absolvierte das MMM Programm. Die Gruppe 2 n:10 durchlief die sieben Wochen als Wartelistenkontrolle und erhielt ein Standardprogramm. Dieses beinhaltete Gruppendiskussionen, Miniaturbowling, körperliche Betätigung und Basteln (Brancatismo O.,2019,o.S.). Die Beurteilung der Veränderungen im kognitiven Bereich fand über die Addenbrookes kognitive Untersuchung III statt. Dies ist ein kognitives Maß, das beim Screening auf Demenz eingesetzt wird. Es testet fünf Unterbereiche: Aufmerksamkeit mit 18 Punkten, Gedächtnis mit 35 Punkten, und verbale Sprachkompetenz mit 30 Punkten. Die Sprache mit 12 und visuell-räumliche Fähigkeiten mit 8. Der Gesamtwert ergibt 100 (Brancatismo O.,2019,o.S.). Über den gesamten Interventionszeitraum wurden diese Werte getestet, zu Beginn (T1), nach der Behandlung (T2) und einen Monat danach (T3). Der Inhalt und Ablauf der Testung ist im Anhang ausführlich dargestellt. Das Material, das in den Sitzungen gebraucht wurde waren Eiertrommeln, Trommelstöcke und Eierschüttler. Die Ergebnisse der Intervention zeigten, dass der Gesamt- ACE III- Score sich bei 8 von 12 TN die am MMM-Programm teilnahmen, verbessert hatte. T1: 57 zu T2: 60,58, und T3: 63,50. Bei 8 von 10 TN, die am Standard-Programm teilnahmen, hat er sich verschlechtert (Brancatismo O.,2019,o.S.). Der P-Wert bei der Aufmerksamkeit stieg auf 0,oo7, die mittleren Aufmerksamkeitswerte stiegen von T1: 10,67 auf T2: 12,92 und die verbale Sprachkompetenz stieg auf 0,056. Die TN des MMM-Programms zeigten im Vergleich ACE III Subdomänen Score für Aufmerksamkeit, Sprachkompetenz, Gedächtnis keinen signifikanten Unterschied zwischen T1 und T3. Die Werte für Stimmung, Selbst-Identität und autobiographischen Gedächtnisfluss zeigten keine signifikanten Veränderungen. Sondierende Analyse nur für MMM: Etwaige Ausreißer wurden aus der Auswertung genommen um das Ergebnis so noch einmal zu sichten (Brancatismo O.,2019,o.S.). Ein Ausreißer war eine Person mit einer Aufenthaltsdauer im Pflegeheim von mehr als 52 Monaten. Der zweite Ausreißer lag vom Alter 11 Jahre über dem Durchschnitt. Die Veränderung der Variablen (Alter und Dauer des Aufenthaltes, Anzahl besuchter Sitzungen) führte zu signifikanteren Ergebnissen. Die signifikanteste Variable war die Aufenthaltsdauer mit einem P-Wert von 0,040. Je länger der Aufenthalt in einem Pflegeheim, desto geringer die Verbesserung der

Gesamtkognition (Brancatismo O.,2019,o.S.). Dies ist womöglich einer gewissen Apathie und sozialer Isolation geschuldet, die mit einer kognitiven Beeinträchtigung einhergeht (Benoit et al., 2012, o.S.). Das Ergebnis für den Gesamt-ACE III-Score sieht wie folgt aus. Von T1: 55,45 der Teilnehmer des MMM-Programmes stieg der Wert auf T2 56,35 und in T3 auf 61,18 (Brancatismo O.,2019,o.S.). Die Einschränkung dieser Studie liegt in der kleinen Stichprobe mit cross-over Struktur. „Sie ist zu dem nur repräsentativ für Personen aus der Altenpflege mit Interesse an Musik" (Brancatismo, O.,2019,o.S.). Das Ausbleiben der Verblindung und die unzureichende Größe der Stichprobe beschränken die Glaubwürdigkeit dieser Studie. Dadurch wird sie der Stufe 2b nach Behrens und Langer zugeordnet (2004, S.108). Sie hat eine niedrige Evidenz.

Studie 3 zur Musik-Therapie

„Effects of Meditation ans Music-Listening on Blood Biomarkers of Cellular Aging and Alzheimer's Disease in Adults with Subjective Cognitive Decline" ist eine explorative Studie. Sie wurde durchgeführt von Innes K.et al. in den USA, Westvirginia und 2019 veröffentlicht. Ziel der Studie ist es zum einen zu beurteilen, ob durch ein 12- wöchiges Entspannungsprogramm die Telomerlänge, Telomereaktivität und/oder der Aß Spiegel beeinflusst werden kann. Diese werden als Biomarker für die Alzheimer-Krankheit verstanden. Zum anderen sollen die Beziehungen der Biomarker zu kognitiven Funktion und psychosozialen Status somit nachgewiesen werden. Im Vordergrund steht hier der Einfluss der Intervention auf Kognition, Stress, Schlaf, Stimmung, Lebensqualität (Innes, 2019,o.S.). Es wurden 60 unabhängig lebende ältere Erwachsene mit Alzheimer und Demenz rekrutiert. 87% der Probanden waren weiblich. Alle waren sich ähnlich in Bezug auf Demographie, Lebensstil, kognitive Funktionen, psychosozialem Status, Lebensqualität, Gedächtnisfunktionen und Schlafqualität (Innes, 2019,o.S.). Die Einschlusskriterien waren die englische Sprache und ein Mindestalter von 50 Jahren. Des weitere richteten sich die Kriterien danach, dass subjektive kognitive Defizite innerhalb der letzten sechs Monate begannen. Auch danach, ob Gedächtnisprobleme im Alltag anzutreffen sind und die Personen unfähig sind einfache Anweisungen zu befolgen. Als letztes war es ausschlaggebend, ob das Abnehmen der kognitiven Fähigkeiten in den letzten 5-10 Jahren schlimmer geworden ist. Vor dem 12-wöchigen Programm wurde bei jedem Teilnehmer das Blutplasma und periphere molekulare Blut getestet um Ausgangswerte zu haben. Weitere Tests des Plasmas und des Blutes erfolgten nach drei Monaten und nach 6 Monaten (Innes, 2019,o.S.). Ausgeschlossen wurden Personen die Cholinesterasehemmer einnahmen oder psychotropen Medikamente. Jene die unter neurologischen oder psychischen Störungen litten und Menschen mit schizophrenen Episoden innerhalb der letzten 5 Monate oder schwerem körperlichem Trauma konnten nicht teilnehmen (Innes, 2019,o.S.). Die Intervention für eine Gruppe von 30 Teilnehmern bestand aus 12 Minuten Meditation mit einem Mantra (SATA NAMA) pro Tag. Während das Mantra im Kopf aufgesagt wird, berührt der Teilnehmer nacheinander jede Fingerspitze dem Daumen. Die zweite Gruppe mit ebenfalls 30 Personen, absolvierte die Intervention durch Hören von täglich 12-Minuten Instrumentalmusik aus der Wahl von 6 klassischen Komponisten, z.B Bach, Beethoven, Debussy, Vivaldi Mozart oder Pachelbel. Die Ergebnisse waren bei allen 60 TN signifikant. Die TA , TL verlängerten sich und Aß Marker stiegen an .In beide Gruppen fand sich eine Verbesserung im kognitiven und psychosozialen. Status, in der Gedächtnisleistung, beim Stress, der Stimmung dem Schlaf- und der Lebensqualität. Diese Ergebnisse setzten sich nach dem dritten, sowie nach dem sechsten Monat fort. Eine größere Zunahme des Plasma Aß um 40 Wertes. Nach sechs Monaten sogar noch stärkere Erhöhung. Der P-Wert liegt bei o,o4 Längere TL fanden sich noch nach drei Monaten, jedoch nicht mehr nach sechs Monaten. Erhöhtes Aß im Blutplasma konnte auch nach drei sowie nach sechs Monaten nachgewiesen werden. Nach sechs Monaten war die Erhöhung sogar noch stärker (Innes, 2019,o.S.). Einfache Geist-Körper Therapien können nach Innes et al. den Plasmaspiegel Aß, TA erhöhen und TL verlängern. Dies geht einher mit einer Verbesserung der kognitiven Funktionen, der Schlafqualität ,der Stimmung und Lebensqualität. Die Ergebnisse der Studie lassen vermuten, dass Meditationsprogramme oder Musikprogramme Plasma Aß, TL und TA verändern können. Auch scheint es so als ob der Lebensstil, Interventionen und Mind/Body-Therapien die TL, TA, Aß beeinflussen (Innes, 2019,o.S.). Die Größe der Stichprobe war ausreichend groß, um einen signifikant positiven Effekt nachzuweisen. Aber um sie zu verallgemeinern dürfte sie noch größer sein. Die RCT ist aufgrund der Anfälligkeiten für Verzerrungen in ihrer Glaubwürdigkeit limitiert. Sie wird aus diesem Grund der Evidenz stufe 2b nach Behens und Langer (2004, S.108) zugeordnet. Sie hat

Alternative Behandlungen von Alzheimer: Ein Vergleich zwischen Musiktherapie und der oralen Gabe von Cannabinoiden

eine niedrige Evidenz.

Studie 1 zur oralen Gabe von Cannabinoiden

Die Studie „Delta 9- tetrahydrocannabinol for nightlife agitation in serve dementia" ist eine offene Pilotstudie.Sie wurde durchgeführt von Walther S. Et al. in der Schweiz und veröffentlicht 2006. Ziel der Studie war es die Wirkung der Cannabinoids Dranabinol auf die nächtliche Motorik zu testen. Es wurden sechs Patienten im Spätstadium mit Zikaden und Verhaltenströrungen, fünf Patienten mit der Diagnose Alzheimer und ein Patient mit vaskulärer Demenz rekrutiert. Die Probanden erhielten zwei Wochen, täglich. 2,5 mg Dronabinol. Die motorische Aktivitäten in der Nacht wurden mit Hilfe der Aktigraphie gemessen. Im Vergleich zum Ausgangswert hat sich die nächtliche Aktivität verringert. Der P-Wert lag bei 0,028 (Walther et al., 2006, o.S.). Die Verringerung der nächtlichen Aktivitäten wurde über den Vergleich des neuropsychiatrischen Inventars vor sowie nach der Intervention bestätigt. Walther et al. beschreiben keine Nebenwirkungen und die Behandlung als sicher und wirkungsvoll (Walther et al., 2006, o.S.). Da diese Studie im Volltext Kostenpflichtig war, wurde nur der veröffentlichte Text im Springerverlag zur Auswertung genutzt. Die RCT hat eine sehr kleine Stichprobe. Sie wird aus diesem Grund der Evidenz stufe 2b nach Beh-rens und Langer (2004, S.108) zugeordnet. Sie hat eine niedrige Evidenz.

Studie 2 zur oralen Gabe von Cannabinoiden

„Tetrahydrocannabinol for neuropsychatrics symptoms in Dementia" war eine randomisierte doppelblinde Placebo-Kontrollstudie. Durchgeführt wurde sie von der „Abteilung für ältere Menschen" der Vincent van Gogh Universiät in den Niederlande von November 2011 bis Juni 2014. Ziel der Studie war es die Wirksamkeit und Sicherheit eines niedrigdosierten THC bei der Behandlung von Demenz bedingter neuropsychiatrischer Symptome zu testen. Es wurden über aus neun Institute aus dem Südwesten der Niederlande 50 Teilnehmer rekrutiert (Geke et al., 2015, o.S.). Vor Beginn der Studie wurden die Probanden auf ihre Eignung geprüft. Das beinhaltete die Untersuchung des körperlichen und kognitiven Zustandes. Daneben wurde der Schweregrad der Verhaltensstörung beurteilt. Es nahmen ausschließlich Patienten mit vaskulärer Demenz

Janine Staas-Scheffer   11 oder gemischten Formen teil. Die Kriterien des „National Institut of Neurological and communicative Sisorders and stroke Alzheimer Disease" wurden zur Beurteilung des pathologischen Zustandes genutzt (Geke et al., 2015, o.S.). Die Probanden sollten Symptome wie Erregung, Aggression oder anomales motorisches Verhalten als Einschlusskriterien zeigen. Durch telefonische Befragung der Patienten oder der Betreuer wurden 12 Verhaltensdomänen wie Agitation, Aggression und anomales motorisches Verhalten abgefragt. So ließ sich der Schweregrad der NPS bewertet, was zu einer Gesamtpunktzahl zwischen 0 und 144 führte. Die NPI wurden zu Beginn, am 14. Tag und am 21. Tag von den Forschern bewertet (Geke et al., 2015, o.S.). Die Intervention wurde ambulant, im Pflegeheim oder zu Hause durchgeführt. Die Ausschlusskriterien waren häufiges Fallen auf Grund orthostatischer Hypotonie, früherer Alkohol oder Drogenmissbrauch, Verwendung von trizyklischen Antidepressiva, Fluoxetin oder Cabanazepin oder die Einnahme von Analgetika Nach einem Zufallsprinzip erhielten die Probanden drei Wochen lang 3mal täglich.1,5 mg Thc oder Placebo. Um 9 um 14 und um 20 Uhr. 24 erhielten THC und 26 Placebo. Das Ergebnis der Studie war, dass es keine Veränderungen des neuropsychiatrischen Inventars im Vergleich zu den Messungen am Beginn der Intervention gab. Die Werte veränderten sich auch nach 14 Tagen und nach 21 Tagen nicht (Geke et al., 2015, o.S.). Die Score für die Agitation wurden mit Cohen-Mansfield Agitation Inventory gemessen. Hier zeigten sich keine Veränderungen, die signifikant genug waren, gegenüber dem Basiswert. Es wurden keine Auswirkungen auf die NPI im gesamten, Vitalparameter, Gewicht, episodisches Gedächtnis gemessen. Darüber hinaus konnte beobachtete werden das es bei den Probanden nur leichte oder mäßige Nebenwirkungen gab. Der P- Wert bei THC- Probanden, n: 16 und Placebo-Probanden lag bei 0,36 (Geke et al., 2015, o.S.). Daraus resultierten Geke et al., dass die Gabe von 4.5 mg oralem THC täglich keine signifikanten Veränderungen auf Verhaltensstörungen, Lebensqualität und die Aktivitäten des täglichen Lebens bei Patienten mit Alzheimer hat. Es ist jedoch verträglich und zeigt keine Nebenwirkungen (Geke et al., 2015, o.S.). Die RCT von ist aufgrund ihrer kleinen Stichprobe und der Verblindung anfällig für Verzerrungen und somit in ihrer Glaubwürdigkeit limitiert. Sie wird aus diesem Grund der Evidenz stufe 2b nach Behrens und Langer (2004, S.108) zugeordnet. Sie hat eine niedrige Evidenz.

Studie *3 zur oralen Gabe von Cannabinoiden*

„Cannabinoids for the treatment of dementia" ist eine Metaanalyse für die Datenbank Chochrane. Sie umfasst RCT`s, cross-over RCT`s und experimentelle Interventionen. Dies Studie wurde in der PROSPERO-Datenbank gesichert. Die Datenanalyse wurde von Markovic et al. 2017 über die Auswertung von Literatur der Literaturdatenbanken Alois, Cochrane Dementia CDCIG, Medline unter anderem erstellt. Die Metaanalyse hatte zum Ziel die Wirksamkeit und Sicherheit der Gabe von Cannabinoiden bei dementiel veränderten Personen zu untersuchen. Die Studien schlossen TN jeden Alters mit Demenz, MCI und Alzheimer ein. Es wurden zwölf Studien gefunden, die die Kriterien erfüllten. Sechs der Studien waren RCT`s, drei Studien führten Forschungen mit der Gabe von Dronabinol durch. Weitere zwei nutzen Nabilon zu Forschungszwecken und in einer Studie wurde die Gabe von THC bewertet (Markovic et al., 2017. o.S.). Vier Studien nannten signifikante Verbesserungen auf eine Vielzahl von neuropsychiatrischen Symptomen. Die häufigste genannte Nebenwirkung war die Sedierung. Nach Angaben der Forscher Markovic et al. fand die qualitativ hochwertigste Studie keine signifikante Verbesserung der Symptome. In den untersuchten Studien wurden niedrige Gaben von oralen Cannabinoiden verwendet. Eventuell fehlt es daher an einem Nachweis von Ergebnissen. Beobachtungsstudien zeigen teils signifikante Ergebnisse bei Patienten deren Symptome nicht so weit fortgeschritten waren. Weitere Ergebnisse zeigten, dass durch validierte Skalen im kognitiven Bereiche Veränderungen in der globalen aber auch spezifischen Funktion gemessen werden konnten (Markovic et al., 2017. o.S.).Sowohl die Einschluss-, als auch die Ausschlusskriterien der Studien waren angemessen und sind detailliert festgehalten worden. Es haben zwei Autoren unab- hängig voneinander Studien ausgewählt. Diskrepanzen wurden bis zum Konsens dis- kutiert. Bei keiner Einigung wurde ein dritter Autor hinzugezogen (Markovic et al., 2017. o.S.). Es ist unwahrscheinlich, dass die Autoren relevante Studien herübersehen haben, da sie in acht verschiedenen Datenbanken gesucht haben. Die Suchstrategien haben sie im Anhang der Metaanalyse veröffentlicht. Die Beurteilungen der Studien wurden mit Hilfe eines Domänen basierten, zweiteiligem Instrument aus dem ‚Cochrane Handbook for Systematic Reviews of Interventions' von zwei Autoren durchgeführt. Zusätzlich wurden die Studien in ihrem Risiko für Verzerrung eingeschätzt. Die Autoren beurteilten die Studien unabhängig voneinander. Meinungsverschiedenheiten wurden bis zur Übereinstimmung diskutiert. Kam es durch Diskussion nicht zu einer Einigung, wurde ein dritter Autor hinzugezogen (Markovic et al., 2017, o.S.). Die Ergebnisse sind in einer Tabelle detailliert dargestellt und für den Leser transparent gemacht. Die Studien ähneln sich im Design und im Ergebnismaß. In der Intervention herrschte weniger Ähnlichkeit. Die Studien unterschieden sich stark voneinander. Der systematische Review hat allgemein eine hohe Glaubwürdigkeit. Durch die vorhandene Heterogenität kann er jedoch nicht der höchsten Stufe der Evidenz nach Behrens und Langer (2004, S. 108) zugeordnet werden. Heterogene Übersichtsarbeiten sind keiner der Stufen der Evidenz nach Behrens und Langer zuzuordnen. Die einzelnen RCTs, welche die Übersichtsarbeit enthält, sind anfällig für Verzerrungen und haben eine niedrige Evidenz. Mehrere Studien haben die Schutzwirkung von Cannabinoiden gegen das Amyloid-β-Peptid gezeigt (Markovic et al., 2017, o.S.). Die einzelnen RCTs, welche die Übersichtsarbeit enthält, sind anfällig für Verzerrungen und haben eine niedrige Evidenz.

5. Empfehlungen für die Praxis

Für die Praxis lassen sich Empfehlungen unter Berücksichtigung der Limitierungen geben. Da die RCT`s sehr anfällig für Verzerrungen sind, sind sie auch streng limitiert in ihrer Glaubwürdigkeit. Alle RCT`s haben eine niedrige Evidenz. Zudem ist die Meta- Analyse, (siehe Kapitel 4.1), auch in ihrer Glaubwürdigkeit eingeschränkt. Als Hintergrund für die Arbeit diente die PIKE- Fragestellung. Die Fragestellung bezog sich auf die Auswirkungen von Musiktherapie oder oraler Gabe von Cannabinoiden auf die Kognition und die nächtliche Unruhe haben. Hier rüber kommt man zu dem Ergebnis, dass die Musiktherapie das Fortschreiten von Alzheimer und den Schweregrad der Symptomatik positiv beeinflussen kann (Markovic et al., 2017. o.S.. Es können die Symptome die Alzheimer mit sich bringt (siehe Kapitel 1, S.1), reduziert werden. Die Lebensqualität, das Wohlbefinden der Patientinnen und Patienten erhöhen sich (Innes, 2019,o.S.). Die Wirkung auf die kognitiven Fähigkeiten wird unterschiedlich bewertet. Alle drei der RCT`s zur

Alternative Behandlungen von Alzheimer: Ein Vergleich zwischen Musiktherapie und der oralen Gabe von Cannabinoiden

Therapie mit Musik sehen einen Nutzen.Ebenso wirkt sie förderlich auf die Schlafqualität und kann die nächtliche Agitiertheit begrenzen. (Walther et al., 2006, o.S. Die Umsetzung des MMM-Programms bei Menschen mit frühen Demenzstadien kann dazu beitragen, die kognitive Funktion zu optimieren und die Aufnahme in eine Pflegeeinrichtung für ältere Menschen zu verzögern. Die Feststellung eines Rückgangs der globalen Kognition in der Gruppe der Standardversorgung steht im Einklang mit anderen Forschungsergebnissen. (Brancatismo O.,2019,o.S.)So berichteten Tang et al. (2018) über einen kognitiven Rückgang bei Menschen mit Demenz nach der Standardbetreuung in einer Pflegeeinrichtung über 12 Wochen und führten diesen Rückgang auf Apathie zurück. Das hohe Auftreten von sozialem Rückzug und Isolation bei Menschen mit Demenz kann mit einem höheren Grad an Apathie zusammenhängen, Während die Personen in der Standardbetreuungsgruppe die Möglichkeit hatten, an verschiedenen Aktivitäten teilzunehmen (die von der stationären Altenpflegeeinrichtung angeboten wurden), umfassten diese Aktivitäten nicht alle sieben Kapazitäten des MMM-Programms. Außerdem nahmen viele Personen nicht an den angebotenen Aktivitäten teil. Daher kann ein Mangel an Stimulation für den Rückgang ihrer Kognition verantwortlich sein. Ein mangelndes Interesse bei Aktivitäten im Leben bei älteren Menschen kann dazu führen dass die Abnahme der Kognition beschleunigen. Dieser Rückgang tritt im Alter auf wenn nicht genug Stimulation vorhanden ist (Mahncke et al., 2006). (Studie 2). Eine von den zwei gewählten RCT`s sieht einen Nutzen im Bereich der Reduktion nächtlicher Motorik und der Schlafqualität (Walther et al., 2006, o.S.) Die Gabe von Cannabinoiden kann ansonsten Wohlbefinden und Lebensqualität (Markovic et al., 2017, o.S.) steigern Die Metaanalyse verweist im Gesamtergebnis auf unterschiedlich Bewertungen der Gabe von Cannabinoiden. Und stellt die Schutzwirkung die Cannabinoide auf auf das ß- Amyloid habe. (Mahncke et al., 2006) Die Gabe von Cannabinoiden bei Patienten mit Agitiertheit und nächtlicher Unruhe sollte in Erwägung gezogen werden, da die Nutzen/ Kosten-Rechnung in Bezug auf die Nebenwirkungen im Vergleich zu herkömmlichen Medikamenten, positiver ausfällt. Cannabinoide werden schon seit vielen Jahren als Arzneimittel genutzt und toleriert. Beispielsweise in der Behandlung von Menschen mit chronischen Schmerzen wird es mit Erfolg eingesetzt.Jedoch wurde es erst 2011 arzneimittelrechtlich zugelassen (Grotenhermen et al.,2012, o. S.) Für die Praxis bleibt die

Alternative Behandlungen von Alzheimer: Ein Vergleich zwischen Musiktherapie und der oralen Gabe von Cannabinoiden

Intervention mit Musik zu nutzen da sie kostengünstig ist und die meisten von Patientinnen und Patienten Musik als therapeutisches Mittel tolerieren und mögen.

6. Diskussion und Ergebnis der Methode

Auf den ersten Blick schienen alle ausgewählten Arbeiten eine hohe Stufe der Evidenz zu haben, weil sie RCT`s oder Metaanalysen waren. Nach der eingehenden Auseinandersetzung und dem Anwenden der Beurteilungsbögen, fiel jedoch die hohe Anfälligkeit für Verzerrungen auf. Um die bisherige Forschungslage zu unterstützen und zu verbessern, sind jedoch mehr RCT``s und vor allem groß angelegte multizentrische Forschungsprojekte nötig,. In vorhergehenden Untersuchungen wurde der Dauer der Anwendung keine gesonderte Stellung eingeräumt. Es sollten mehr Studien durchgeführt werden, die mit einer höheren Frequenz an Therapieeinheiten testen. Zudem sollte das Thema Meditation stärker erforscht und genutzt werden, da auch hier in der Studie große Erfolge erzielt wurden. Da diese Therapieform für diese Arbeit nicht relevant war, wurde darauf nicht explizit eingegangen. Die Methode des evidence- based Nursing ist „(...) die Integration der derzeit besten wissenschaftlichen Belege in die tägliche Pflegepraxis (...)" (Behrens und Langer, 2004, S.15). Um dies zu erreichen, erfordert es viel Übung und Zeit. Eine präzise Fragestellung zu formulieren, ist schon eine große Anforderung.Das PIKE- Schema erleichtert es enorm, alle relevanten Dinge zu berücksichtigen. Anschließend soll aktuelle und geeignete Literatur ausfindig gemacht werden. Dies nimmt viel Zeit in Anspruch. Die Ergebnisse der Suche sind meistens englische Arbeiten. Diese zu lesen und zu verstehen, erfordert ebenso sehr viel Zeit. Beurteilungsbögen sind bei der Bewertung der Studien nützlich. Und auch das Buch „Evidence-based Nursing. von Behrens und Langer (2004) ist sehr hilfreich. Dies ist eine ausschließlich theoretische Arbeit, die dadurch in ihren Ergebnissen nicht einfach in der Praxis anzuwenden ist. Anzumerken ist. Kritisches Denken, immer auf dem neuesten wissenschaftlichen Stand zu sein und dieses auch anzuwenden ist nicht einfach anzuwenden und sehr zeitaufwendig. (Behrens & Langer, 2004, S.13). Um evidence- based Nursing in die Pflegepraxis zu integrieren, wäre es sinnvoll, während der Berufsausbildung die Kompetenzen der wissenschaftlichen Arbeit zu lehren und zu üben.

7. Fazit

Zum Beantworten eines relevanten Pflegephänomens, wurde die Methode des evidence-based Nursing angewendet. Es wurde eine Fragestellung formuliert: Alternative Behandlung von Alzheimer Ein Vergleich zwischen Musiktherapie und der Gabe von Cannabinoiden Und mit Hilfe des PIKE-Schemas erläutert. Um geeignete Literatur ausfindig zu machen, wurde die Datenbanken Pub-Med im Februar 2020, durchsucht. Es wurden fünf randomisierte kontrollierte Studien, eine Metaanalyse ausgewählt. Die Arbeiten wurden, mit Hilfe von Beurteilungsbögen, kritisch in ihrer Glaubwürdigkeit eingeschätzt. Alle involvierten RCT`s haben eine hohe Anfälligkeit für Verzerrungen. Die Metaanalyse ist zusätzlich heterogen. Dadurch weisen sowohl die RCT`s, als auch die Meta- Analyse nur limitierte Glaubwürdigkeit auf. In Bezug auf die gewonnenen Erkenntnisse, lassen sich lediglich richtungsweisende Hinweise geben. Um aber eine evidenzbasierte Pflege durchzuführen, reichen die Erkenntnisse nicht aus. von RCT`s und die Metaanalyse haben die Tendenz, dass die orale Gabe von Cannabinoiden wesentlich zur Reduktion von nächtlicher Unruhe und Agitiertheit bei Alzheimerpatienten beitragen kann. Auch wirkt es positiv auf das Wohlbefinden und somit auf die Lebensqualität. Das es eine positive Wirkung auf die kognitive Leistung gibt, scheint unstrittig. Die Musiktherapie zeigte ebenso eine Reduzierung der nächtlichen Unruhe, Steigerung des Wohlbefindens und der Lebensqualität. Hier scheint der Nutzen der Musiktherapie für die kognitiven Fähigkeiten größer als bei der oralen Gabe von Cannabinoiden zu sein.

Alternative Behandlungen von Alzheimer: Ein Vergleich zwischen Musiktherapie und der oralen Gabe von Cannabinoiden

Literaturverzeichnis

Moussard A., Bidand E., Belleville S. & Peretz I. (2014). Music as a Mnemonic to Learn Gesture Sequences in Normal Aging and Alzheimer's Disease. USA: Frontiers Media SA . Abgerufen am 12.02.2020 von https://www.ncbi.nlm.nih.gov/pmc/articles/PMC4026693/

Branctismo A., Baird A. & Thompson F. (2019). A music,mind and movement Programm for people with Dementia: Inital Evidence of proved cognitive.USA: Frontiers Media SA. Abgerufen am 03.01.2020 von Pub-med

Bundesministerium für Gesundheit. (2020). Diagnose Demenz: *Krankheitsbild und Verlauf.* Abgerufen am 02.03.2020 von https://www.bundesgesundheitsministerium.de/impressum.html

Deutsche Alzheimer Gesellschaft. (2018). Die Häufigkeit von Demenz. Psychiatrische Klinik und Poliklinik der Technischen Universität München. Abgerufen am 02.03.2020 von https://www.deutschealzheimer.de/fileadmin/alz/pdf

Fischer-Hyytiäinen, A.(2013). Herausforderndes Verhaltn bei Personen mit Demenz. Spital Limattal. Abgerufen am 02.03.2020 von https://www.heds-fr.ch/media/1646/herausforderndes-verhalten-bei-personen-mit-demenz_fischer.pdf

Geke, A.H. van den Elsen., Feuth, P., Rosenberg, M,. Marcel, G.(2015). Tetrahydrocannabinol for neuropsychiatric symptoms in dementia *A randomized controlled trial.* USA: Frontiers Media SA . Abgerufen am 02.02.2020

Alternative Behandlungen von Alzheimer: Ein Vergleich zwischen Musiktherapie und der oralen Gabe von Cannabinoiden

Innes K., Selfe T., Brudge K., Montgomery C., Wen S., Kandatis S., Bowles H., Kahls D & Huysnarius Z. (2018) Effects of Meditation ans Music-

Listening on Blood Biomarkers of Cellular Aging and Alzheimer's Disease in

Adults with Subjective Cognitive Decline: *An Exploratory Randomized*

Clinical Trial. USA: Frontiers Media SA. Abgerufen am 25.02.2020 von

Pub-med

Sifton C. (2011). Das Demenz-Buch. *Ein<<Wegbegleiter>> für Angehörige, Pflegend,*
   und Aktivierungstherapeuten. Huber.

Staubach S. (2002) Pflegerischer Umgang mit Schlafstörungen bei Patienten mit

Alzheimer-Demenz. Thieme. Abgerufen am 02.02.2020 von

https://www.thieme-connect.com/products/ejournals/html/10.1055/s-2002-

36140

Walther S., Mahlberg R., Eichann U. & Kunz. (2006).
   Springer Delta 9- tetrahydrocannabinol for nightlife agitation in serve
   dementia. USA: Frontiers Media SA. Abgerufen am 10.01. von Pub-med

Marcovic D., Bosnjak D., Brovic T., Jeric M., Rubic Z., Vuksocic A., Puljak, L.
   (2017). Splitcroatia Cannabinoids for the treatment od dementia
   Abgerufen am 02.02.2020 von https://www.alzheimer-
   forschung.de/alzheimer/behandlung/nicht-medikamentoese-behandlung/

Anhang

Alternative Behandlungen von Alzheimer: Ein Vergleich zwischen Musiktherapie und der oralen Gabe von Cannabinoiden

Zusätzliche Informationen zur Musiktherapie: Studie 1:

Das Lernen der Gesten vollzog sich in folgenden vier-Schritten:

1. musikalische Begleitung mit bekannter tanzbarer folkloristischer Musik aus Quebec

2. metronomische Begleitung mit gleichem Tempo wie bei Musik (Gesten werden entweder einmal beobachtet und dann synchron mit dem Experimentator wiederholt, dann alleine durchgeführt) oder

3. Gesten werden zwei mal beobachtet und dann alleine durchgeführt (Moussard et al., 2014, o.S.).

Ein hörbarer Piepton unter der Musik oder dem Metronom leitet die Geste ein. Der Teilnehmer und der Experimentator sitzen sich gegenüber.

Zwei Juroren bewerten nach den vier Sitzungen alle Videos nach:

1. Gesten vorhanden oder abwesend

2. Gesten in der richtigen oder falschen Reihenfolge

3. Gesten gut oder schlecht produziert

4 sind falsche Gesten vorhanden (Moussard et al., 2014, o.S.)

Zusätzliche Informationen zur Musik-Therapie: Studie 2

Getestet wurden:

1. Die Aufmerksamkeit durch nennen des Datum, der Uhrzeit, dem Schreiben von drei einfachen Wörtern und dem seriellen subtrahieren.Die Sprachkompetenz

2. durch nennen so vieler Tiere wie möglich in einer Minute,so viele Wörter wie möglich mit P.

3. Durch körperliche Aufgaben:,, Nimm den Bleistift aber nicht das Papier.", zwei vollständige Sätze schreiben, vier komplexe Wörter, zwei kurze Sprichwörter.

4. Über visuelle Fähigkeiten: zwei Figuren kopieren, Zifferblatt mit genannter Zeit malen, Punkte im Quadrat zählen.

Dann am Ende von zwei Wochen, 4 teilweise verdeckte Buchstaben erkennen. In verbalem Ausdruck nach 6 Wochen (Brancatismo O.,2019,o.S.).

Die Intervention beinhaltete vier Blöcke, jede Sitzung beanspruchte 10 Minuten.

Block 1: Sitzung 1 und 2.

Alternative Behandlungen von Alzheimer: Ein Vergleich zwischen Musiktherapie und der oralen Gabe von Cannabinoiden

Durch Melodie und Rhythmus einprägen von Namen und Phrasen.

Block 2: Sitzung 3 und 4.

Förderung von Stimmung und Identität über Lieblingslieder und Erinnerungen

Block 3: Sitzung 5 und 6.

Positive Veränderung der motorischen und verbalen Fähigkeiten durch vertraute Musik, mit starkem Beat mit Körperbewegungen gepaart. Synchrones Zusammenspiel erwünscht. Rhythmische Phrasen sprechen und Singen. Erst einfach, dann schwerer.

Block 4: Sitzung 7.

Schöpfen aus allen Fähigkeiten (Live-Musik), Bewegen,Mitsingen und das synchron mit anderen (Brancatismo O.,2019,o.S.).

Beurteilungsbögen am Beispiel der Universität Halle:

Autor/ Jahr	Ziel	Design	Stichprobe	Methode	Ergebnis	Beurteilung
Moussard et al./ 2014	Gibt es positive Auswirkungen von Musik auf die Gedächtnis fähigkeit?	RCT	N: 15 Einschluss kriterien: -mind. 50 J. - keine Musiker Ausschluss kriterien - psychatr. Und neurol. Störungen -vaskuläre Erkrankungen Hörschäden - Legasthenie - Depressionen -verbale und auditive Einschränkungen -	Interventionsgruppe: N:8 Lernen von vier verschiedenen Sätzen von 10 Getsen, einmal 15 Minuten die Woche Kontrollgruppe: N:7 gleiche Maßnahmen	Intevention sgruppe: Signifikante Ergebnisse in Intevention sgruppe, musikalische Untemalung, sowie ohne synch stärkere Merkfähigkeit. P-Wert: < 0,05 Kontrollgruppe:	Kleine Stichprobe keine Verdeckte Zuweisung - Selektions bias - Beobachter Bias Performancebias

Alternative Behandlungen von Alzheimer: Ein Vergleich zwischen Musiktherapie und der oralen Gabe von Cannabinoiden

Brancatismo et al./ 2019	Gibt es eine positive Auswirkung von Musik auf kognition, Stimmung, Identität, motorische Fließfähigkeit?	Prospektive Kohortenstudie	N: 20 N:18 Einschlusskriterien: fliessend Englisch keine schweren psychatrischen Störungen keine Hör- oder Sprachbehinderung	I-Gruppe N:8: mmm-Programm K-gruppe N:10 Standardprogramm	Gesamt ACE-Score III bei I-Gruppeerhöht T1: 55 T2:55,59 T3:56,35 K-Gruppe: verschlechtert	kl. Stichprobe keine verdeckte Zuweisung - Selektionsbias Ausfall N-Attrionsbias
Inne K. Et al./2019	Beeinflusst Musik und Meditation die TL,TA,Aß	Explorative RCT	N:60 N.53 Ein: AH, MMSE - ähnliche Demographie -Lebensstil -engl. Sprache -kogni Fuktionen - Schlafquali ~~mind~~50J. Aus: bestimmte Medikamente neuro. Psychatr. Strg. Schizophrene Episoden schweres körperl.Tra	I: 12 Woche Mantra.Meditation tägl. 12 Minuten K: 12 Wochen tägl. 12 Minuten klassische Musik	Ergebnisse bei allen signif. TA,TL,Aß erhöht Verbesserung: Kogni Stress Stimmung Schlaf Lebensquali. T1,T2T3 bei MM mehr TL: p: <o,o4	kl. Stichprobe Ausfall keine verdeckte Zuweisung Selektionsbias

			uma				
Walther et al./2006	Wirkung von Cannabinoiden auf nächtl. Aktivität bei dementiell veränderten Menschen	Offene Plotstudie	N:6	Zwei Wochen tägl. 2,5 mg Drobanimol	Verringerung nächtl. Aktivitäten P: 0,025 keine Nebenwirkungen	Kleine Studie keine Kontrollgruppe	
Geke et al./2015	Doppelblinde RCT	Wirksamkeit und Sicherheit von niedrig dosiertem THC	N:50 Einschluss: Häufiges Fallen orthostatische Hypotonie früherer Alkohol oder Drogenkonsum Ein: vaskuläre Demenz Erregung Aggressivität anom. Motor.	Nach Zufallsprinzip, 3 mal tägl. Entweder Placebo oder THC 1,5 mg	Keine signif. Veränderung in NPI in 21 Tagen keine Nebenwi.		

Alternative Behandlungen von Alzheimer: Ein Vergleich zwischen Musiktherapie und der oralen Gabe von Cannabinoiden

			Verhalten			
Markovic et al./2012	Wirksamkeit und Sicherheit von Cannabinoiden auf dementiell veränderten Menschen	Syst. Ü-arbeit	TN jeden Alters mit Demenz MCI AH	12 6 RCTs 3 mit Dronabinol 2 Nabinol 1 THC		

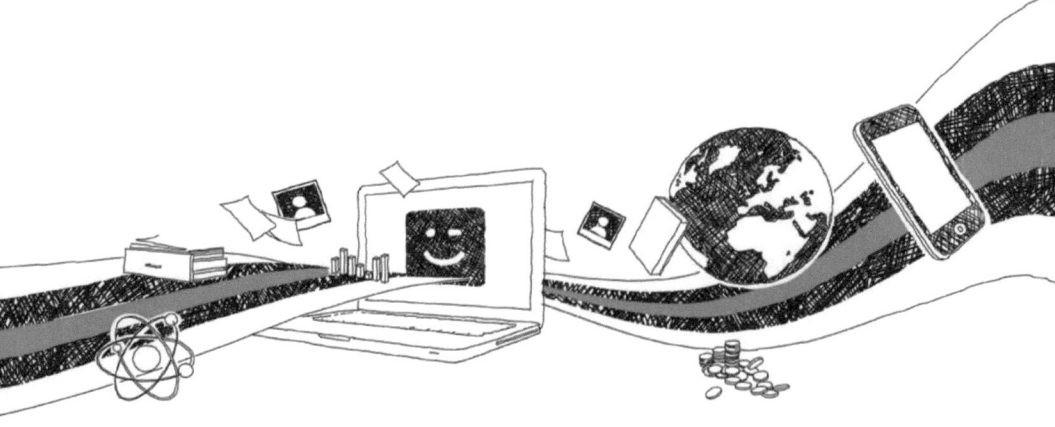
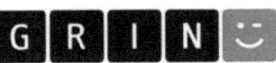